36 Recettes de repas pour les personnes qui ont une perte d'appétit:

Tous les aliments naturels qui regorgent d'éléments nutritifs pour vous aider à avoir plus faim et améliorer votre appétit

Par

Joe Correa CSN

COPYRIGHT

Cette publication est destinée à fournir des renseignements précis et qui font autorité par rapport au thème abordé. Elle est vendue en sachant que ni l'auteur ni l'éditeur ne s'engagent à fournir des services ou conseils médicaux. Si une assistance ou attention médicale est requise, consultez un médecin. Ce livre est un guide et ne doit pas être utilisé de façon à porter préjudice à votre sante. Consultez un médecin avant de commencer ce programme de nutrition afin d'être sûr qu'il vous correspond.

REMERCIEMENTS

Ce livre est dédié à mes amis et à ma famille ayant eu des maladies bénignes ou graves afin que vous puissiez trouver une solution et faire les changements nécessaires dans votre mode de vie.

36 Recettes de repas pour les personnes qui ont une perte d'appétit:

Tous les aliments naturels qui regorgent d'éléments nutritifs pour vous aider à avoir plus faim et améliorer votre appétit

Par

Joe Correa CSN

TABLE DES MATIÈRES

À PROPOS DE L'AUTEUR

Après des années de recherche, je crois sincèrement aux effets positifs qu'une alimentation correcte peut avoir sur le corps et l'esprit. Mes connaissances et expériences m'ont aidé à vivre en bonne santé au fil des ans et je les aie partagées avec ma famille et mes amis. Plus vous en savez sur la façon de manger et boire sainement, plus tôt vous aurez envie de changer votre vie et vos habitudes alimentaires.

L'alimentation est une partie essentielle de quelque processus visant à être en bonne santé et à vivre longtemps, donc commencez aujourd'hui. La première étape est la plus importante et la plus significative.

INTRODUCTION

36 Recettes de repas pour les personnes qui ont une perte d'appétit: tous les aliments naturels qui regorgent d'éléments nutritifs pour vous aider à avoir plus faim et améliorer votre appétit
Par Joe Correa CSN

La perte d'appétit est un problème très courant et parfois le premier pas vers la maladie. La prise insuffisante de nutriments bon pour la sante affaiblit le système immunitaire et c'est à ce moment que les bactéries, virus, etc. sont les plus forts contre notre corps.

Une alimentation non adaptée, le manque d'activité physique et la prise de médicaments sont les principales causes de la perte d'appétit.

D'après mon expérience, j'ai créé ces recettes délicieuses qui m'ont permis de booster mon propre appétit et d'avoir une alimentation équilibrée riche en nutriments.

En combinant une bonne alimentation avec 30 minutes d'activité physique chaque jour, vous verrez des résultats rapidement. Ce livre vous propose quelques recettes classiques avec des astuces simples afin de rendre le tout plus appétissant et agréable, tout en les gardant faciles à préparer.

Une bonne astuce pour augmenter votre appétit et d'essayer de soigner la présentation de vos plats ce qui vous donnera plus envie de les manger.

Ce livre vous offre pleins de recettes différentes afin d'augmenter votre appétit et de profiter pleinement de la nourriture, chaque jour.

Bon Appétit !

36 RECETTES DE REPAS POUR LES PERSONNES QUI ONT UNE PERTE D'APPETIT: TOUS LES ALIMENTS NATURELS QUI REGORGENT D'ELEMENTS NUTRITIFS POUR VOUS AIDER A AVOIR PLUS FAIM ET AMELIORER VOTRE APPETIT

1.   Ragoût de Cheddar

Ingrédients :

4 œufs de plein air

60g de cheddar, émietté

1 poivron, coupé en dés

1 oignon de taille moyenne, tranché

2 grosses pommes de terre, tranchées

½ c.c. de sel

½ c.c. de poivre noir, moulu

1 c.s. d'huile d'olive

1 C.c. de persil

Préparation :

Préchauffer le four à 200°C.

Faire chauffer l'huile dans une grande poêle à frire à température moyenne-haute. Ajouter l'oignon et faire frire pendant 1 minute.

Maintenant, ajouter les pommes de terre et le poivron. Cuire pendant environ 5 minutes ou jusqu'à ce que les pommes de terre soient craquantes. Mélanger constamment. Retirer du feu et mettre dans un plat a four.

Verser les œufs dessus et ajouter le fromage émietté. Baisser la température et cuire pendant 20 minutes 20 minutes ou jusqu'à ce que tout soit cuit. Retirer du feu et ajouter du persil frais. Mettre de côté pour laisser refroidir.

Servir.

Informations nutritionnelles par part : Kcal : 292, Protéines : 17.5g, Glucides : 5.8g, Graisses : 1.4g

2.   Smoothie Orange Canneberge

Ingrédients :

6cl de jus d'oranges

60g de canneberge

110g de yaourt Grec

6cl de lait écrémé

1 c.s. de graines de chia

1 c.c. de menthe fraiche, émincée

Préparation :

Verser tous les ingrédients dans un robot ménager. Mixer jusqu'à ce que le mélange soit onctueux et verser dans de grands verres. Saupoudrer de menthe et mettre au réfrigérateur au moins une heure avant de servir.

Bon appétit !

Informations nutritionnelles par part : Kcal : 326, Protéines : 13.1g, Glucides : 32.4g, Graisses : 10.6g

3.   Escalopes de Poulet à la Farine de Maïs

Ingrédients :

2 escalopes de poulet, sans os, sans peau et tranchées

450g de farine de maïs

2 tomates de taille moyenne, coupée en dés

3 gousses d'ail, émincé

1 gros œuf

1 c.c. de mélange pour légumes

½ c.c. de poivre noir, moulu

½ c.c. de piment de Cayenne, moulu

1 c.s. d'huile végétale

1 c.s. de crème surette

Préparation :

Préchauffer le four à 200°C.

Mélanger la farine de maïs, les tomates, l'ail, le piment de Cayenne et le mélange pour légumes dans un robot ménager. Mixer jusqu'à ce que la mixture soit onctueuse. Mettre de côté.

Fouetter l'œuf dans un saladier. Enduire la viande d'œuf, et mettre sur une plaque de cuisson huilée. Verser la mixture dessus et bien étaler avec une cuillère.

Cuire pendant 20 minutes, ou jusqu'à ce que le poulet soit tendre. Retirer du four et mettre de côté pour laisser refroidir. Ajouter de la crème surette pour plus de gout.

Informations nutritionnelles par part : Kcal : 244, Protéines : 25.3g, Glucides : 22.8g, Graisses : 5.7g

4.　　Parfait de Pêche et Bleuets

Ingrédients :

1 grosse pêche, coupée en dés

12cl de crème surette

230g de bleuets

1 c.s. de miel

1 c.s. d'amandes, émincées finement

Préparation :

Empiler les ingrédients dans l'ordre de la liste. Continuer jusqu'à ce que les verres soient pleins.

Saupoudrer des graines de grenades.

Réfrigérer pendant 30 minutes avant de servir.

Informations nutritionnelles par part : Kcal : 310, Protéines : 12.4g, Glucides : 43.2g, Graisses : 7.7g

5.   Riz Épicé et Brocolis

Ingrédients :

200g de riz blanc, long grain

½kg de brocolis, en moitié

75g de champignons, coupés en dés

12cl de crème sucrée

100g de faisselle

½ c.c. de sel

2 c.s. d'huile d'olive

½ c.c. de flocons de piments

Préparation :

Préchauffer le four à 200°C.

Cuire le riz en utilisant les instructions de la boite. Egoutter et mettre de côté.

Mélanger les champignons, la crème et une pincée de sel dans un robot ménager. Mixer jusqu'à ce que la mixture soit crémeuse. Mettre de côté.

Mettre les brocolis dans de l'eau bouillante et cuire pendant 5 minutes. Retirer du feu et bien égoutter.

Huiler une plaque de cuisson. Etaler le riz dessus. Maintenant ajouter les brocolis sur le riz.

Mettre des cuillerées de la mixture de champignons sur le dessus. Cuire pendant 40 minutes. Retirer du four et couper en cubes avant de servir. Saupoudrer de faisselle et de flocons de piment rouge.

Informations nutritionnelles par part : Kcal : 293, Protéines : 17.4g, Glucides : 42.7g, Graisses : 8.7g

6.　　Boules de Dinde à la Mexicaine.

Ingrédients :

½kg de dinde, en tranche

12cl de vinaigre de cidre

¼ c.c. d'ail, émincé

¼ c.c. de cumin, moulu

1 c.c. de coriandre fraiche, émincée finement

¼ c.c. de poudre de chili

1 c.s. d'huile végétale

Préparation :

Verser tous les ingrédients dans un grand saladier. Bien mélanger. Utilisez vos mains pour faire des boules. Ecrasez les un peu.

Faire chauffer l'huile dans une grande poêle à température moyenne-haute. Y ajouter les boules en utilisant une spatule. Cuire pendant environ 10 minutes de chaque côté.

Retirer du feu et essuyer avec du sopalin.

Servir avec une salade de légumes frais ou du yaourt.

Vous pouvez aussi congeler le mélange afin de le manger plus tard.

Informations nutritionnelles par part : Kcal : 104, Protéines : 16.8g, Glucides : 41.3g, Graisses : 11.7g

7.   Smoothie de Betteraves et de Bleuets

Ingrédients :

1 betterave de taille moyenne, coupée en dés

25g de bleuets, congelées

60g de yaourt à la vanille

1 c.c. de jus de citron

1 c.c. de zeste de citron

1 c.s. de miel

Préparation :

Mélanger les betteraves, les bleuets, le yaourt à la vanille et le jus de citron dans un robot ménager. Mixer jusqu'à ce que la mixture soit onctueuse.

Saupoudrer de zeste de citron et de bleuets pour plus de gout. Réfrigérer pendant une heure avant de servir.

Informations nutritionnelles par part :   Kcal : 119, Protéines : 4.2g, Glucides : 14.5g, Graisses : 5.3g

8.   Mozzarella Toast

Ingrédients :

2 gousse d'ail, émincées

2 c.s. d'huile d'olive

1 c.c. de persil frais, émincé finement

85g de Mozzarella, tranchée

4 tranches de pain, toastées

Préparation :

Toaster le pain jusqu'à ce qu'il soit doré. En utilisant un pinceau de cuisine, étaler l'huile sur les tranches de pain. Faire une couche fine de fromage et saupoudrer de persil frais.

Vous pouvez ajouter des tranches de tomates ou une feuille de laitue pour plus de gout. Ceci est en option.

Informations nutritionnelles par part : Kcal : 142, Protéines : 6.3g, Glucides : 6.5g, Graisses : 4.3g

9.   Pancakes de Bananes

Ingrédients :

1 grosse banane en purée

130g de farine

2 œufs élevés en plein air

1 c.s. de miel

1 c.s. de levure chimique

20cl de lait écrémé

2 c.s. d'huile végétale

Préparation :

Mélanger la farine, la banane, la levure chimique et le miel dans un grand saladier. Bien mélanger.

Dans un autre saladier, fouetter les œufs, le lait et une cuillère à soupe d'huile. Maintenant, verser cette mixture dans le saladier avec la farine et la banane. Utiliser un batteur afin de faire une pâte.

Faire chauffer une cuillère à soupe d'huile dans une poêle à frire à température moyenne-haute.

Verser environ 6cl de la mixture dans la poêle et cuire jusqu'à ce qu'ils soient dorés, puis retourner avec une spatule.

Répéter le processus jusqu'à ce que tout soit cuit.

Servir les pancakes avec du miel ou des fruits frais de votre choix.

Informations nutritionnelles par part : Kcal : 235, Protéines : 7.2g, Glucides : 48.2g, Graisses : 5.3g

10.   Soupe aux Œufs & aux Oignons Verts

Ingrédients :

100cl de bouillon de poulet

2 gros œufs

2 blancs d'œuf

60g d'oignons verts, coupés en dés

1 gousse d'ail, émincée

1 c.c. de sel

½ c.c. de poivre noir, moulu

2 grosses pommes de terre, pelées et coupées en dés

1 carotte de taille moyenne, tranchées

1 c.c. de fécule de maïs

1 c.c. de persil émincé finement

Préparation :

Verser le bouillon de poulet dans une grande casserole à température moyenne-haute. Faire bouillir et retirer du feu. Mettre de côté.

Dans une casserole séparée, mélanger les pommes de terre et la carotte. Ajouter une pincée de sel et cuire pendant environ 10 minutes, ou jusqu'à ce que les pommes de terre soient tendres. Retirer du feu et bien égoutter. Ajouter dans le bouillon de poulet.

Fouetter les œufs et les blancs d'œufs et ajouter à la casserole. Ajouter le reste des ingrédients et couvrir. Baisser la température, et cuire pendant 15 minutes.

Informations nutritionnelles par part : Kcal : 325, Protéines : 21.7g, Glucides : 47.2g, Graisses : 7.3g

11.   Marinade de Truite

Ingrédients :

1kg de truite, nettoyée

2 grosses pommes de terre, pelées et coupées en quartier

Pour la marinade :

3 c.s. d'huile d'olive

3 gousses d'ail, pressées

1 c.s. de romarin frais, émincé finement

1 c.c. de poivre blanc, moulu

1 c.c. de thym sec, moulu

1 c.c. de sel

3 feuilles de laurier

Préparation :

Mélanger les ingrédients pour la marinade sur une grande plaque de cuisson. Mettre de côté.

Rincer, nettoyer et essuyer le poisson. Mettre sur la marinade et bien l'en enduire. Réfrigérer pendant une heure.

Préchauffer le four à 200°C.

Ajouter les quartiers de pommes de terre et cuire pendant 25 à 30 minutes, ou jusqu'à ce que le poisson soit cuit. Servir avec des tranches de citron.

Informations nutritionnelles par part : Kcal : 279, Protéines : 24.6g, Glucides : 56.7g, Graisses : 14.8g

12.   Salade de Poulet Asiatique

Ingrédients :

500g d'escalopes de poulet, cuit, coupées en dés

60g d'oignons nouveaux, coupé en dés

60g de cèleri, émincé

15g de persil frais, émincé finement

1 c.c. de coriandre fraiche, émincé finement

60g de laitue, coupé en dés

Pour la sauce :

1 c.s. de vinaigre balsamique

2 c.s. de jus d'orange

1 c.c. de sel

1 c.s. d'huile végétale

1 c.c. de graines de sésame

1 c.c. d'amandes, émincées

¼ c.c. de poivre noir, moulu

Préparation :

Verser tous les ingrédients sauf le poulet dans un grand saladier. Mélanger et mettre de côté pour laisser les parfums se mélanger pendant 10 minutes.

Verser des filets de sauce sur les légumes et rajouter les cubes de poulets. Saupoudrer de poivre pour plus de gout.

Informations nutritionnelles par part : Kcal : 246, Protéines : 24.6g, Glucides : 98.7g, Graisses : 10.3g

13.   Steaks de Veaux Doux

Ingrédients :

500g de steaks de veau, sans os, tranché finement

1 orange, pelée et coupée en quartiers

½ petit citron, pelé

1 c.s. de moutarde jaune

1 c.s. de miel

2 c.s. de vinaigre balsamique

½ c.c. de sel

½ c.c. de poivre noir, moulu

1 c.s. de basilic, émincé finement

Préparation :

Préchauffer le four à 200°C.

Mélanger l'orange, le citron, la moutarde, le mile, et le vinaigre dans un robot ménager. Mixer jusqu'à ce que la mixture soit onctueuse et mettre de côté.

Mettre les steaks sur une grande plaque de cuisson. Verser la mixture dessus et saupoudrer de sel et de poivre.

Cuire pendant 45 à 50 minutes, ou jusqu'à ce que tout soit cuit. Retirer du four et servir avec du basilic frais.

Informations nutritionnelles par part : Kcal : 121, Protéines : 16.2g, Glucides : 12.3g, Graisses : 5.6g

14.   Salade Couscous Tomates

Ingrédients :

3 grosses tomates, coupées en dés

170g de couscous

60g de Mozzarella, coupée en dés

2 c.s. d'oignons nouveaux, émincé finement

2 c.s. d'huile d'olive

1 c.s. de jus de citron

1 gousse d'ail, pressée

¼ c.c. de poivre noir, moulu

1 c.c. de basilic frais, émincé finement

20cl d'eau

½ c.c. de flocons de piment rouges

Préparation :

Mélanger les tomates, le fromage, le jus de citron, les oignons nouveaux, l'huile d'olive, l'ail, le sel, et le poivre dans un saladier. Couvrir et réfrigérer. Laisser mariner pendant environ 30 minutes pour laisser les saveurs se mélanger.

Verser de l'eau dans une grande casserole et faire bouillir. Ajouter le couscous et retirer du feu immédiatement. Couvrir et mettre de côté pendant 5 minutes. Mélanger par moments.

Maintenant, mélanger les tomates et le mélange fromage avec le couscous égoutté dans un saladier. Ajouter le basilic et mélanger.

Saupoudrer de flocons de piments rouges pour plus de gout et servir.

Informations nutritionnelles par part : Kcal : 142, Protéines : 5.8g, Glucides : 28.4g, Graisses : 6.3g

15. Bœuf Ziti

Ingrédients :

1/2kg de bifteck, coupé en dés

2 petits oignons, tranchés

1 gros poivron, coupé en dés

1 courgette de taille moyenne, pelée et coupée en cubes

225g de sauce tomate

½ c.c. de sel

½ c.c. de poivre noir, moulu

1 c.c. de persil frais, émincé finement

Préparation :

Préchauffer l'huile dans une cocotte-minute à température moyenne-haute. Ajouter les oignons et faire sauter jusqu'à ce qu'ils soient translucides.

Ajouter la viande, le poivron, et la courgette. Saupoudrer de sel et de poivre. Bien mélanger.

Ajouter le couvercle et baisser la température. Cuire pendant environ 20 minutes, et retirer du feu. Laisser de côté pendant 15 minutes, puis ouvrir.

Pendant ce temps, suivre les instructions de la boite pour cuire les pâtes. Bien égoutter et mettre dans un plat.

Ajouter le bœuf dans les pâtes et servir. Saupoudrer de persil frais.

Servir chaud.

Informations nutritionnelles par part : Kcal : 121, Protéines : 16.2g, Glucides : 12.3g, Graisses : 5.6g

16.   Soupe de Chou

Ingrédients :

1/2kg de chou, tranché

60g de cèleri, coupé en dés

4 carottes de taille moyenne, tranchées

2 gousses d'ail, pressées

2 grosses tomates, coupées en dés

1 oignon de taille moyenne, coupé en dés

½ c.c. de sel

1 c.c. de mélange pour légumes

25cl de bouillon de légumes

80cl d'eau

Préparation :

Mélanger les tomates et les oignons dans un robot ménager jusqu'à ce que le mélange soit onctueux.

Pendant ce temps, verser tous les autres ingrédients dans une cocotte-minute. Ajouter la mixture tomates oignons and bien mélanger.

Couvrir et cuire pendant 4 heures à température moyenne-haute.

Informations nutritionnelles par part : Kcal : 87, Protéines : 2.4g, Glucides : 17.2g, Graisses : 6.4g

17.   Poivrons Rouges au Fromage de Chèvre

Ingrédients :

100g de fromage de chèvre, émietté

2 gros poivrons, sans graines and coupes en lamelles

2 gousses d'ail, pressées

1 petit oignon, tranché

1 c.s. d'huile d'olive

1 c.s. de miel

1 c.s. de vinaigre de cidre

1 c.c. de basilic séché, émincé

2 feuilles de laitue, entières

½ c.c. de sel

¼ c.c. de poivre noir, moulu

Préparation :

Préchauffer l'huile dans une grande poêle à température moyenne-haute. Ajouter les oignon et l'ail et frire jusqu'à ce que le tout soit translucide. Ajouter les poivrons et cuire pendant environ 10 minutes, ou jusqu'à ce qu'ils soient tendres.

Ajouter le miel, le vinaigre, le basilic, le sel, et le poivre. Cuire pendant 5 minutes en remuant de temps en temps. Retirer du feu et laisser refroidir pendant quelques minutes.

Mettre les feuilles de laitue dans un plat. Ajouter les poivrons et la sauce sur les feuilles de laitue, et saupoudrer de fromage.

Informations nutritionnelles par part : Kcal : 165, Protéines : 6.5g, Glucides : 4.8g, Graisses : 14.3g

18.   Smoothie Mangue Goyave

Ingrédients :

1 mangue de taille moyenne, pelée et coupée en dés

1 goyave de taille moyenne, pelée et coupée en dés

125g de yaourt Grec

6cl de lait écrémé

1 c.s. de miel

1 c.s. de crème fouettée

1 c.c. de cacao, cru

Préparation :

Mélanger la mangue, la goyave, le yaourt, le lait, et le miel dans un robot ménager. Mixer jusqu'à ce que le mélange soit onctueux. Verser dans des verres et rajouter la crème fouettée. Saupoudrer de cacao pour plus de gout !

Informations nutritionnelles par part :   Kcal : 115, Protéines : 4.1g, Glucides : 24.5g, Graisses : 1.2g

19.   Salade d'Épinards et de Cheddar

Ingrédients :

140g d'épinards, émincé finement

50g de cheddar, émietté

1 grosse pomme, tranchée

Pour la sauce :

1 c.s. de vinaigre balsamique

3 c.s. d'huile d'olive vierge

1 c.s. de moutarde de Dijon

1 c.c. de cumin, moulu

1 c.c. de mélange pour légumes

1 c.s. d'eau

½ c.c. de sel

½ c.c. de poivre noir, moulu

Préparation :

Mélanger tous les ingrédients pour la sauce dans un saladier. Bien mélanger et mettre de côté.

Mélanger les épinards et la pomme tranchée dans des bols. Saupoudrer de fromage. Verser un filet de sauce et bien mélanger. Mettre de côté pendant quelques minutes pour laisser les saveurs se mélanger.

Servir immédiatement.

Informations nutritionnelles par part : Kcal : 420, Protéines : 8.2g, Glucides : 15.8g, Graisses : 21.6g

20.   Ragoût de Quinoa et de Chili

Ingrédients :

225 de champignons, tranchés

60g de haricots rouges, précuits, égouttés et rincés

225g d'escalopes de poulet, sans peau et sans os, coupées en cubes

170g de quinoa, précuits

50g de faisselle, émiettée

1 petit piment chili, coupé en dés

½ c.c. d'origan séché, moulu

½ c.c. de cumin, moulu

230g de sauce tomate

70cl de bouillon de poulet, non salé

½ c.c. de coriandre fraiche, émincé finement

20cl d'eau

Préparation :

Mettre les champignons et l'eau dans une poêle à température moyenne-basse. Couvrir et cuire pendant 10 minutes, ou jusqu'à ce qu'ils soient tendres. Retirer du feu et mettre de côté.

Mélanger les haricots, l'origan, le cumin et le chili dans un robot ménager. Mixer jusqu'à ce que le mélange soit onctueux et ajouter aux champignons. Verser le bouillon de poulet et les morceaux de poulet ainsi que la sauce tomate.

Ajouter le quinoa et la coriandre. Bien mélanger. Couvrir et cuire pendant 20 minutes. Retirer du feu et ajouter la faisselle et bien mélanger. Mettre de côté pendant quelques minutes et laisser refroidir.

Saupoudrer de coriandre fraiche et servir chaud.

Informations nutritionnelles par part : Kcal : 210, Protéines : 17.8g, Glucides : 32.4g, Graisses : 5.7g

21. Salade de Raisins Secs et de Carottes

Ingrédients :

150g de raisins secs, émincés

5 carottes de taille moyenne, tranchées

150g d'oignons nouveaux, émincés

35g d'amandes, émincées

Pour la sauce :

2 c.s. de jus de citron

2 c.s. d'huile d'olive

½ c.c. de poudre de curry

1 c.s. de sirop d'érable

Préparation :

Verser tous les ingrédients pour la sauce dans un saladier. Bien mélanger et mettre de côté.

Verser tous les ingrédients de la salade dans un saladier et verser un filet de sauce dessus. Servir immédiatement.

Informations nutritionnelles par part : Kcal : 219, Protéines : 4.7g, Glucides : 27.8g, Graisses : 3.2g

22.   Omelette de Saumon et de Légumes Verts

Ingrédients :

6 œufs élevés en plein air

115g de saumon fumé sauvage, sans peau, sans arêtes, en cubes

30g d'asperges, coupées en dés

1 gousse d'ail, pressée

1 c.c. de ciboulette fraiche, émincée

1 petit oignon, tranché

1 c.c. de jus de citron

1 c.s. d'huile d'olive

2 c.s. de persil frais, émincé finement

1 c.s. de lait écrémé

½ c.c. de sel

¼ c.c. de poivre noir, moulu

Préparation :

Battre les œufs dans un saladier. Ajouter le lait, la ciboulette, le persil, le sel et le poivre. Fouetter et mettre de côté.

Pendant ce temps, faire chauffer l'huile dans une grande poêle à température moyenne-haute. Ajouter l'ail et l'oignon. Frire pendant 5 minutes, ou jusqu'à ce que le tout soit translucide. Ajouter les asperges et le jus de citron. Cuire pendant 4-5 minutes en mélangeant de temps en temps.

Ajouter les œufs et cuire pendant 3-4 minutes retourner l'omelette. Maintenant ajouter les bouts de saumon et cuire pendant 2 minutes. Retirer du feu et servir chaud.

Informations nutritionnelles par part : Kcal : 169, Protéines : 12.5g, Glucides : 5.3g, Graisses : 10.3g

23.   Smoothie de Flocons d'Avoine

Ingrédients :

40g de flocons d'avoine

125g de yaourt Grec

1 c.s. de miel

100g de fraises fraiches, en moitiés

1 c.s. de quinoa

Préparation :

Verser tous les ingrédients dans un robot ménager. Mixer jusqu'à ce que la mixture soit onctueuse et verser dans un verre. Saupoudrer de quinoa pour plus de nutriments.

Réfrigérer pendant 30 minutes avant de servir.

Informations nutritionnelles par part : Kcal : 212, Protéines : 19.8g, Glucides : 33.6g, Graisses : 1.8g

24.   Soupe Noir & Blanc

Ingrédients :

150g de haricots blancs

150g d'haricots noirs

2 oignons rouges de taille moyenne, émincés

1 carotte de taille moyenne, tranchée

110g de choux de Bruxelles, en moitiés

2 gousses d'ail, émincées

120cl de bouillon de poulet (ou de légumes pour les végétariens)

½ c.c. de poivre noir, moulu

½ c.c. de sel de mer

1 c.s. d'huile végétale

Préparation :

Mettre les haricots dans une grande casserole. Verser assez d'eau pour les en couvrir et faire bouillir à haute température. Retirer du feu et laisser dans l'eau pendant environ une heure. Bien égoutter et mettre de côté.

Pendant ce temps, faire chauffer l'huile dans une grande casserole à température moyenne-haute. Ajouter les oignons et frire pendant quelques minutes, jusqu'à ce que le tout soit translucide. Ajouter les choux de Bruxelles et les carottes. Cuire pendant environ 2 minutes, en mélangeant de temps en temps. À présent, verser le bouillon et ajouter les haricots. Ajuster l'épaisseur de la soupe avec le bouillon. Ajouter une pointe de sel et de poivre.

Baisser la température, et couvrir avec un couvercle. Cuire pendant environ 45 minutes. Retirer du feu and laisser refroidir pendant un moment.

Saupoudrer de persil frais. Ceci est en option.

Informations nutritionnelles par part : Kcal : 179, Protéines : 11.3g, Glucides : 31.7g, Graisses : 15.4g

25. Porridge Chaud de Pêche et de Canneberge

Ingrédients :

95g de pêches séchées, coupé en dés

95g de canneberge séchée, coupé en dés

1 c.s. de graines de lin

6cl de lait écrémé (ou lait de coco)

1 c.s. de miel

1 c.c. d'extrait de vanille

1 c.c. de cacao, cru

Préparation :

Mélanger les pêches, la canneberge, et les graines de lin dans une casserole de taille moyenne. Verser de l'eau jusqu'à ce qu'elle couvre tous les ingrédients. Faire bouillir puis réduire la température. Ajouter le lait et cuire pendant 2 minutes. Retirer du feu ajouter le miel et la vanille.

Verser dans un verre et saupoudrer de cacao pour ajouter plus de goût.

Informations nutritionnelles par part : Kcal : 258, Protéines : 2.6g, Glucides : 51.4g, Graisses : 10.2g

26.   Burgers de Champignons Portobello

Ingrédients :

140g de champignons Portobello

6cl d'huile d'olive vierge

2 gousses d'ail, pressée

½ c.c. d'origan sec, émincé

1 c.s. de persil, émincé finement

¼ c.c. de sel de mer

¼ c.c. de poivre noir moulu

3 c.s. de mayonnaise

2 c.s. de cheddar, râpé

1 gros oignon, émincé finement

Préparation :

Dans un saladier de taille moyenne, fouetter l'huile d'olive, l'ail, l'origan, le persil, le sel et le poivre. En utilisant un pinceau de cuisine, étaler la mixture sur chaque champignon et mettre de côté pendant 20 minutes.

Dans un autre saladier, mélanger la mayonnaise avec le cheddar les oignons coupés en dés. Vous pouvez ajouter plus de sel mais c'est optionnel. Utiliser la mixture pour fourrer tous les champignons.

Préchauffer le grill à température moyenne-haute. Mettre les champignons, tête au-dessus, et cuire pendant environ 7 minutes, ou jusqu'à ce qu'ils soient légèrement noircis.

Informations nutritionnelles par part : Kcal : 204, Protéines : 10.5g, Glucides : 12.2g, Graisses : 15.7g

27. Petites Escalopes de Poulet en Sauce Crémeuse

Ingrédients :

2 moitiés d'escalopes de poulet, sans os et peau

60g de beurre

1 gousse d'ail, émincée

1 c.c. d'origan sec

6cl de jus frais de citron vert

80g de champignons, tranchés

50g de Gorgonzola, coupé en dés

25cl de crème surette

3 c.s. de Parmesan, râpé

½ c.c. de sel

60g de farine

1 c.s. de miel

10cl de vin

Préparation :

Dans un petit saladier, mélanger la farine avec la crème, le beurre, le miel, le Parmesan, et le Gorgonzola. Ajouter le jus frais de citron vert et battre avec un batteur électrique à puissance maximum.

Assaisonner chaque moitie d'escalope avec le sel et l'origan. Mettre dans une cocotte. Ajouter la mixture crémeuse, le vin, les champignons, et l'ail.

Couvrir et cuire à basse température pendant 6-7 heures.

Astuce :

Vous pouvez remplacer le vin par du jus d'orange frais pour un goût plus sucré.

Informations nutritionnelles par part : Kcal : 273, Protéines : 45.3g, Glucides : 9.4g, Graisses : 4.8g

28.   Smoothie aux Amandes et à la Vanille

Ingrédients :

10cl de lait de coco

2 gros œufs

1 c.s. d'huile de coco

1 c.s. d'amandes, émincées

1 c.c. d'extrait de vanille naturel, sans sucres

10cl d'eau

½ c.c. de stevia

Préparation :

Mettre les ingrédients dans un robot ménager et mixer. Servir froid.

Informations nutritionnelles par part :   Kcal : 498 Protéines : 31g, Glucides : 5g, Graisses : 40g

29.   Gratin de Brocolis et de Bœuf aux Pâtes

Ingrédients :

400g de bœuf moulu

480g de pâtes séchées

340g de brocolis, tranchés

115g de purée de tomates

1 c.c. d'origan séchés, moulu

½ c.c. de sel

60g de beurre fondu

1 c.s. d'huile d'olive

80g de cheddar, râpé

Préparation :

Mélanger la purée de tomates avec l'origan et le beurre fondu. Bien mélanger.

Chauffer l'huile d'olive à température moyenne-haute. Ajouter le bœuf, assaisonner avec du sel, et cuire jusqu'à ce que le bœuf soit cuit, en remuant constamment. Retirer du feu. Mettre les brocolis tranchés au fond d'une cocotte. Ajouter les pâtes, le bœuf et la mixture de tomates.

Couvrir et cuire à feu doux pendant 4-6 heures, ou jusqu'à ce que les pâtes soient tendres. Retirer du feu saupoudrer de cheddar. Couvrir une nouvelle fois et laisser le fromage fondre.

Servir chaud.

Astuce pour le service :

Ajouter de la crème surette ou du yaourt grec sur le dessus.

Informations nutritionnelles par part : Kcal : 327, Protéines : 13.6g, Glucides : 42.5g, Graisses : 12.5g

30. Porridge de Mange

Ingrédients :

1 mangue de taille moyenne, coupée en dés

1 ananas de taille moyenne, coupé en dés

120g de beurre

2 c.s. de flocons de noix de coco

160g de crackers, en morceaux

1 c.c. de miel

Préparation :

Préchauffer le four à 190°C.

Mélanger les crackers, le miel, et les flocons de coco dans un saladier.

Faire fondre le beurre dans une poêle et rajouter le mélange avec les crackers. Bien mélanger et mettre de côté.

Mettre les morceaux de mangue et d'ananas dans un grand plat. Etaler la mixture avec les crackers sur les fruits. Mettre dans le four et cuire pendant 25 minutes, ou jusqu'à ce que le tout soit tendre. Retirer du feu et laisser refroidir pendant un moment.

Ajouter une boule de glace sur le dessus.

Informations nutritionnelles par part : Kcal : 251, Protéines : 8.4g, Glucides : 42.6g, Graisses : 7.3g

31.   Bœuf Stroganoff

Ingrédients :

1kg de bœuf à ragoût

30g de beurre

2 gros oignons, émincés finement

1 gousse d'ail, émincée

80g de champignons, tranchés

50g de Gorgonzola, émietté

35 cl de crème surette

½ c.c. de sel

½ c.c. de poivre noir, moulu

6cl d'eau

375g de riz cuit

Préparation :

Mélanger les ingrédients à part la crème surette dans une cocotte. Couvrir et cuire pendant 8 heures.

Si vous mettez à forte température, vous pouvez réduire le temps de cuisson à 5 heures.

Lorsque cuit, ajouter la crème surette et servir.

Informations nutritionnelles par part : Kcal : 292, Protéines : 20.6g, Glucides : 41.2g, Graisses : 6.2g

32.   Avocat au Fromage Crémeux

Ingrédients :

1 avocat mûr

1 grosse tomate, émincé finement

1 gros oignon, pelé et émincé finement

2 c.s. d'huile d'olive vierge

2 c.s. de purée de tomates sans sucres ajoutes

25g de cheddar, râpé

1 c.s. de jus de citron vert frais

½ c.c. de sel

1 c.c. de piment de Cayenne

Préparation :

Préchauffer le four à 175°C. Mettre du papier sulfurisé sur une plaque de cuisson et mettre de côté.

Couper l'avocat en deux et enlever le noyau. En utilisant un couteau aiguisé, faire des croix dans la chair pour laisser les épices pénétrer l'avocat.

Dans une poêle de taille moyenne chauffer l'huile d'olive à température moyenne-haute. Frire pendant 2-3 minutes, ou jusqu'à ce que le tout soit translucide et ajouter les tomates coupées en dés. Continuer à cuire jusqu'à ce que les tomates soient tendres. Ajouter à présent la purée de tomates, le jus de citron vert frais, le sel et le piment de Cayenne. Bien mélanger et retirer du feu.

Remplir chaque avocat du mélange et ajouter le cheddar. Cuire au four pendant 20 minutes.

Informations nutritionnelles par part : Kcal : 410 Protéines : 1.4g, Glucides : 9.4g, Graisses : 2.6g

33.   Smoothie de Cerises et Épinards

Ingrédients :

115g de cerises, congelées ou fraiches, sans le noyau

55g d'épinards, émincés

1 banane de taille moyenne, tranchée

12cl de lait d'amandes

1 c.s. de miel

Préparation :

Mettre tous les ingrédients dans un robot ménager et mixer le tout. Servir avec des glaçons.

Informations nutritionnelles par part : Kcal : 58 Protéines : 1.4g, Glucides : 9.4g, Graisses : 2.6g

34. Macaronis de Chou-Fleur à la Sauce à l'Ail Italienne

Ingrédients :

600g de têtes de chou-fleur

3 grosses tomates, mûres

3 c.s. d'huile d'olive vierge

2 gousses d'ail, émincées

½ c.c. d'origan séché

¼ c.c. de sel

6cl de jus de citron vert frais

110g de farine de coco

25cl de bouillon de légumes

Préparation :

Préchauffer le four à 175*C.

Mettre le chou-fleur dans une grande casserole et couvrir d'eau. Faire bouillir jusqu'à ce qu'il soit cuit. Retirer du feu et égoutter. Mettre de côté.

Fouetter le bouillon de légumes avec la farine de coco. Mettre de côté.

Peler et couper grossièrement les tomates. Garder tout le jus.

Chauffer l'huile d'olive à température moyenne. Ajouter l'ail et frire pendant plusieurs minutes. Ajouter les tomates, l'origan, et le sel. Réduire la température et cuire jusqu'à ce que les tomates soient tendres. Ajouter le jus de citron vert et cuire pendant 10 minutes en remuant constamment. Eteindre le feu, ajouter le chou-fleur et couvrir.

Laisser de côté pendant 10 minutes puis verser sur une plaque de cuisson huilée. Ajouter le bouillon de légumes.

Cuire pendant 15-20 minutes ou jusqu'à ce que le haut soit légèrement doré.

Informations nutritionnelles par part : Kcal : 293, Protéines : 12.5g, Glucides : 9g, Graisses : 3.99g

35.   Smoothie Choco-Coco

Ingrédients :

1 gros œuf

1 c.s. d'huile de coco

1 c.c. de graines de chia

6cl de lait de coco

10cl d'eau

1 c.c. de stevia

1 c.s. de cacao, cru

½ c.c. d'extrait de vanille sans sucres ajoutes

Préparation :

Mettre les ingrédients dans un robot ménager et bien mixer. Servir froid.

Informations nutritionnelles par part : Kcal : 293, Protéines : 12.5g, Glucides : 9g, Graisses : 3.99g

36. Pizza Chaude aux Légumes et Poivrons Fourrés

Ingrédients :

3 gros poivrons verts

2 grosses tomates, coupées en dés

2 c.s. de sauce tomate pour pizza, sans sucre ajoutés

1 c.c. d'origan séché

½ c.c. de thym

115g de Mozzarella, tranchée

3 c.s. de parmesan

1 c.s. de persil, émincé finement

4 c.s. d'huile d'olive extra vierge

½ c.c. de sel

¼ c.c. de poivre noir, moulu

Préparation :

Préchauffer le four à 175 degrés. Mettre une feuille de papier sulfurisé sur une plaque de cuisson et mettre de côté.

En utilisant un couteau aiguisé, couper les poivrons en deux et enlever les graines. Huiler chaque feuille de papier sulfurisé avec de l'huile d'olive. Mettre de côté.

Dans un saladier de taille moyenne, mélanger la mozzarella avec les tomates, la sauce tomate pour pizza, le thym, l'origan, le persil and deux cuillères à soupe d'huile d'olive. Bien mélanger et fourrer chaque moitié de poivron avec la mixture. Ajouter du sel et du poivre et saupoudrer de parmesan.

Cuire pendant 20 minutes.

Informations nutritionnelles par part : Kcal : 205, Protéines : 11g, Glucides : 5g, Graisses : 12g

AUTRES TITRES DE CET AUTEUR

70 Recettes de Repas Efficaces pour Eviter et Résoudre le Surpoids: Bruler de la Graisse Rapidement en Utilisant le Bon Régime et la Nutrition Intelligente

Par

Joe Correa CSN

48 Recettes de Repas pour Résoudre l'Acné: Le Moyen Naturel et Rapide de Dire Au Revoir à votre Acné en Moins de 10 Jours !

Par

Joe Correa CSN

41 Recettes de Repas pour Éviter Alzheimer: Réduire ou Eliminer votre Maladie Alzheimer en 30 Jours ou Moins !

Par

Joe Correa CSN

70 Recettes de Repas Contre le Cancer du Sein: Eviter et Combattre le Cancer du Sein avec la Nutrition Intelligente et les Nourritures Puissantes

Par

Joe Correa CSN